# DES PROPRIÉTÉS
# FÉBRIFUGES ET ANTIPÉRIODIQUES
## DU
# CHLOROFORME,

Mémoire présenté à l'Académie de médecine, le 26 mars 1850,

Par le Dr J. DELIOUX de SAVIGNAC,

Médecin en chef de la marine, professeur aux écoles de médecine navales.



S'il est un fait solidement établi en thérapeutique, c'est que le quinquina est le plus efficace de tous les médicaments fébrifuges ou antipériodiques. L'arsenic, lui-même, qui partage incontestablement avec lui ces propriétés précieuses, ne vient qu'en seconde ligne, et ce qui donne surtout aux préparations arsénicales une infériorité relative vis-à-vis des préparations de quinquina, c'est que l'on ne peut prudemment hausser la dose des premières comme on le fait impunément pour les secondes quand on a affaire à une fièvre pernicieuse.

Or donc, en présence de la cherté croissante de l'écorce péruvienne, le but de nos efforts doit être plutôt de créer la quinine artificielle que de lui chercher un succédané. Sans doute l'avenir est le champ de l'imprévu ; nul ne peut dire si la pharmacologie ne s'enrichira pas quelque jour d'un agent aussi héroïque dans le traitement des maladies paludéennes; mais nous savons, quant au présent, que tous les médicaments, que toutes les médications (et le nombre en est immense) vantés avec plus ou moins de raisons contre ces maladies, doivent céder le pas au quinquina, et il y a mille fois plus de chances pour qu'un chimiste parvienne prochainement à former la quinine par voie d'analyse ou de synthèse, que pour la découverte d'une substance vraiment digne de remplacer cet alcaloïde.

Toutefois, les succédanés fébrifuges du quinquina (ceux, bien entendu, dont l'efficacité, quoique secondaire, peut réellement entrer en ligne de compte), ont droit à notre intérêt pour plusieurs motifs.

1° Si dans les pays où la fièvre intermittente est endémique, on ne peut sûrement s'adresser pour en couper les accès qu'au quinquina et à l'arsenic, ces succédanés suffisent très souvent dans les fièvres *légères* qui régnent sporadiquement, particulièrement en automne et au printems, dans des localités non soumises aux influences marématiques.

2° Dans l'immense majorité des cas, la quinine coupe les accès intermittents ; elle agit ainsi, — quand on l'administre suivant les règles tracées par l'expérience clinique ; — quand les doses minimes restant sans effet, on les hausse hardiment ; — quand le médicament ayant échoué après son administration par la bouche, on le fait pénétrer dans le rectum à l'aide d'un lavement, et *vice versâ ;* essayer de l'introduire dans l'économie par les méthodes iatraleptique et endermique, c'est faire la plupart du temps une dépense inutile d'une substance presque complètement réfractaire à l'absorption cutanée; mais quelques précautions que l'on ait apportées à l'administration de la quinine, quelque ingéniosité que l'on mette en œuvre pour développer son action, il est des circonstances où elle échoue; elle échoue fort rarement dans les premières attaques d'une fièvre intermittente vierge de tout traitement; mais l'insuccès n'est que trop fréquent chez les sujets atteints de fièvre intermittente ancienne, opiniâtre, à récidives répétées; chez ces fébricitants à grosse rate, en proie à une véritable cachexie paludéenne, l'action du quinquina semble épuisée, et si bien qu'alors des fébrifuges, tels que les ferrugineux, les amers, qui dans l'état aigu de l'affection intermittente, n'auraient eu qu'une action faible ou nulle, en arrêtent ou en suspendent dans l'état chronique les accès périodiques ou irréguliers mieux que toutes les préparations de quinquina.

3° Enfin, le quinquina devient si rare, et la quinine si chère, que des raisons à la fois de prévoyance et d'économie nous autorisent à leur substituer des médicaments à l'abri des éventualités d'une disette, comme à la proximité de toutes les bourses, surtout en dehors des localités où règne l'endémie paludéenne. Mais ces essais devront être faits avec une extrême circonspection; car il ne faut pas, pour une question d'amour-propre d'inventeur, jouer la guérison ou la vie des malades; et l'on devra sans cesse avoir présent à l'esprit, surtout dans les pays où dominent les fièvres à quinquina, que l'élément pernicieux peut se surajouter à tout état intermittent, que l'impéritie seule en méconnaîtrait les premières manifestations, et qu'il y aurait témérité à recourir pour les conjurer à d'autre remède que la quinine à haute dose.

Ces réserves étant faites tout en faveur de la supériorité du quinquina; — reconnaissant, en outre, la valeur de l'action fébrifuge et antipériodique des arsénicaux, et sans refuser une certaine efficacité aux principaux succédanés du quinquina et de l'arsenic, je crois intéressant et utile de signaler quelques observations qui augmenteront le nombre des propriétés attribuées à un composé qui vient de prendre dans la thérapeutique un rang si important, — le chloroforme.

Je crois, en effet, être arrivé à constater que le chloroforme jouit de propriétés antipériodiques et fébrifuges assez marquées.

Mes premières expériences datent du commencement de l'année 1849, à l'hôpital maritime de Rochefort.

Rigoureusement parlant, aucune induction rationnelle ne m'a conduit à l'emploi du chloroforme dans le traitement des fièvres intermittentes. Cependant le souvenir des propriétés fébrifuges attribuées à l'éther par certains médecins, m'en a donné quelque idée. D'un autre côté, ayant administré à des malades atteints de phthisie et de catarrhe pulmonaires, des potions contenant quelques gouttes de chloroforme, comme M. Nathalis Guillot l'avait fait longtemps avant la découverte de l'action anesthésique de cet agent, et ayant remarqué que non seulement il calmait les douleurs de poitrine et la toux, mais que souvent aussi il modérait le mouvement fébrile et les sueurs nocturnes, et favorisait le sommeil, je pensai qu'à côté ou par suite de ces propriétés antispasmodiques et sédatives, il pourrait posséder une action fébrifuge plus ou moins puissante.

Je n'ai jamais essayé, dans les fièvres intermittentes, les inhalations de chloroforme; je me suis borné à l'administrer à l'intérieur.

Il a été donné d'abord à des malades atteints de fièvres anciennes et rebelles, chez lesquels les préparations de quinquina, les ferrugineux, les toniques amers ne parvenaient plus à suspendre, au moins d'une manière durable, les accès. Il a souvent, dans ces circonstances, enrayé la maladie; ce qui ne prouve pas, comme j'ai eu soin de l'établir précédemment, qu'il soit supérieur aux autres fébrifuges; souvent aussi il a échoué, ou bien les accès n'ont été suspendus que pour peu de tems, résultat qui pouvait être attribué autant à son peu d'efficacité qu'à l'opiniâtreté de la fièvre.

C'était, à mon avis, en essayant le chloroforme sur des affections intermittentes aiguës et non encore attaquées par le quinquina, que l'on pouvait le mieux juger son influence antipériodique.

J'avais, en conséquence, l'intention de l'expérimenter sur une assez grande échelle pour offrir une statistique comparative de succès et d'insuccès, basée sur un certain nombre de chiffres.

Mais par suite de l'épidémie de choléra, l'hôpital maritime de Rochefort reçut pendant l'été et l'automne 1849 beaucoup moins de fiévreux que les années ordinaires, tant parce que l'épidémie cholérique dominait l'endémie paludéenne, que parce que les malades étaient retenus dans les infirmeries régimentaires ou dans leurs familles, au lieu d'être dirigés sur l'hôpital qui, pendant quelque temps, paraissait être devenu un foyer d'infection. Après le choléra nous n'avons encore eu qu'un fort petit nombre de fiévreux, comparativement aux années précédentes, et comme la plupart y entraient pour des rechûtes de fièvre, sous le type quarte, surtout, c'est-à-dire sous la forme la plus rebelle, il me serait difficile de préciser la valeur du nouvel antipériodique comparativement aux anciens. Cependant quelques expériences nouvelles tentées dans le courant de l'année 1850 ont confirmé l'opinion favorable que j'avais conçue de l'efficacité du chloroforme dans certains cas de fièvres intermittentes; je puis donc avancer que le chloroforme, abstraction faite de ses propriétés anesthésiques qui ne sont point en cause, en outre de ses propriétés antispasmodiques et sédatives que j'ai souvent aussi mises à l'épreuve, tant à l'intérieur qu'à l'extérieur, jouit de propriétés antipériodiques et fébrifuges qui, pour être inférieures à celles du quinquina et de l'arsenic, n'en sont pas moins positives, et qu'à ce titre il mérite d'être expérimenté dans les affections intermittentes. J'ose appeler, sur ce sujet, l'attention des praticiens, en leur faisant appel pour qu'ils veuillent bien répéter mes essais.

Je joins à cette note quelques observations qui permettront de juger, au moins d'une manière absolue, la portée du chloroforme comme agent fébrifuge.

1re Obs. *Avril 1849.* — Marie B....., vingt ans, atteinte de fièvre tierce, dont elle a eu deux accès avant ma visite. L'année précédente, vers la même époque, elle a eu une fièvre quotidienne, qui a cédé à l'emploi de la quinine, mais après le septième ou le huitième accès seulement.

Avant le troisième accès, potion avec gramme 0,75 de chloroforme. Quelques heures après la potion, nouvel accès, beaucoup plus faible que les précédents, dont les trois stades sont pourtant bien marqués.

Après un jour intercalaire, potion avec 0,75 de chloroforme.

L'accès ne revient pas.

Une troisième potion avec 0,60; — la fièvre n'a plus reparu. — Je me suis assuré que, ultérieurement, aucune rechûte n'a eu lieu.

2e Obs. *16 Juillet 1849.* — Gaillet, ouvrier au port, 20 ans. — Première invasion; fièvre tierce, jours impairs, trois accès avant l'entrée à l'hôpital; n'a subi aucun traitement; bronchite légère, toux fréquente pendant l'accès, un peu de pleurodynie au côté gauche du thorax. — Tisane pectorale, 1 looch. — Régime, bouillon, lait.

*17.* — Jour d'accès. — Prescription *ut suprà* plus : cataplasme et 2 ventouses sèches *loco dolenti,* 1 looch avec 1 gramme de chloroforme. — L'accès n'a point paru.

*18.* — La douleur de côté a diminué, apyrexie complète, très peu de toux. — Prescription : quart de portion, demie de lait; tisanne pectorale, 2 loochs; cataplasme thoracique.

*19,* — Jour d'accès. — Prescription *ut suprà,* — Plus de douleur de côté. 1 looch avec 1 gramme de chloroforme. — Pas d'accès.

*20.* — Le malade est tout-à-fait bien et demande à reprendre son travail; il obtient sa sortie de l'hôpital en promettant d'y rentrer si sa fièvre récidive. Comme nous ne l'avons point revu, sa guérison a dû être considérée complète.

Je pense qu'à l'action fébrifuge si prompte du chloroforme dans ce cas, a dû se joindre une action antispasmodique sur la douleur névralgique du thorax.

3e OBS. *Juillet 1849*. Gruvaux, ouvrier charpentier au port, 19 ans, atteint de fièvre quotidienne depuis huit jours; accès le matin vers huit heures. — Première invasion ; n'a subi aucun traitement.

*17, 3 heures du soir*.—Le malade est au troisième stade de l'accès; aucune potion fébrifuge n'est prescrite. — Diète, eau gommée.

*18, matin*. — Une potion gommeuse avec un gramme de chloroforme, a été administrée de bonne heure ; dans la prévision de l'apparition prochaine de l'accès, le malade est tenu à la diète.

*A 3 heures du soir*, l'accès n'est point venu; une soupe est accordée pour dîner.

*19, matin*. — Même potion que la veille ; l'apyrexie est complète pendant toute la journée ; mais le malade a toujours de l'anorexie, de la faiblesse, et se contente de la soupe et de la demie de lait pour régime.

*Le lendemain, 20*. — Le malade se croyant guéri, réclame avec instance, malgré nos avis, la reprise de son travail. — Exeat.

*24 Juillet*.— Gruvaux rentre à l'hôpital pour fièvre, au même type quotidien et à la même heure; il a, en outre, une bronchite légère; examiné à 3 heures du soir, il est au déclin de l'accès commencé le matin. — Bouillon, eau gommée, looch.

*25*. — Un peu de fièvre le matin; on pense qu'elle correspond à l'accès quotidien commencé avant la visite; on attend pour administrer un fébrifuge, mais à trois heures un nouvel accès débute par un frisson bien marqué et parcourt dans la soirée ses 2e et 3e stades. — eau gommée, 2 loochs. — Diète.

*26*. — Apyrexie le matin. — Prescription *ut suprà*, plus une potion avec 1 gramme de chloroforme. — Le reste de la journée se passe sans fièvre.

*27*. — Prescription : eau gommée, 2 loochs, potion avec 1 gramme de chloroforme. — L'apyrexie continue toute la journée. — Régime : le matin, soupe, le soir, quart. — La bronchite a beaucoup diminué.

*28*. — Même prescription que la veille ; apyrexie. — Régime : demie le matin, quart le soir, demie de vin.

*29.* — Le chloroforme n'est prescrit qu'à la dose de 60 centigrammes, l'apyrexie continue ; le malade mange la demie entière.

*30.* — Le malade sort guéri complétement, cette fois, de sa fièvre et de sa bronchite. Le chloroforme n'a pas dû non plus être sans influence sur la guérison rapide de cette dernière affection.

4e Obs. *Juillet 1849.* — Audouin, soldat du 72e régiment d'infanterie de ligne. — fièvre quotidienne depuis sept jours, accès vers midi. — 2e invasion ; il y a, en outre, dans ce cas, comme dans un grand nombre de nos fièvres endémiques, état saburral des voies digestives, embarras gastro-intestinal.

*24, 3 heures du soir.* — Déclin d'un accès commencé vers midi.

*25, au matin.* — Apyrexie, bouche amère, langue saburrale, constipation, légères coliques. — Eau gommée; lavement avec 60 grammes de mélasse, potion gommeuse avec gramme : 1,25 de chloroforme. — Bouillon.

*3 heures du soir.* — Pas de fièvre; une selle après le lavement; un peu de toux. — Un looch: — une soupe.

*26.* — Une potion avec un gramme de chloroforme le matin. — La journée se passe sans fièvre, mais il survient des coliques assez vives; deux selles à peu près normales ; la toux continue. — Eau gommée, 2 loochs, cataplasmes sur l'abdomen, 1/4 lavement laudanisé. — Deux soupes

*27.* — Apyrexie; amélioration prononcée du côté des voies digestives. — Eau gommée, 2 loochs ; potion avec 75 centigrammes de chloroforme; soupe le matin, quart le soir.

*28.* — Apyrexie; appétence, plus de coliques ni de toux. — Potion avec 50 centigrammes de chloroforme; eau gommée, quart pour la journée.

*29 et 30.* — Etat de bien-être parfait. — Eau gommée; demie.

*2 août.* — Exeat. — Point de récidive à ma connaissance.

5e Obs. — Deniger, Charles, agent de surveillance des chiourmes, âgé de 32 ans, atteint de fièvre quarte depuis le mois de Juin 1848; il est entré plusieurs fois à l'hopital, a pris beaucoup de sulfate de quinine, sans obtenir d'amélioration durable, la fièvre récidivant sans cesse. Les accès étaient, en général, très intenses, et débutaient par un frisson prolongé.

En avril 1849, Deniger revient à l'hôpital, toujours pour la même affection; on essaye encore d'enrayer les accès à l'aide du sulfate de quinine, donné à 1 gramme avant l'accès; en outre deux verres de vin de quinquina sont administrés chaque jour; ce traitement échoue. Alors, je prescris les potions chloroformées, et cet essai est suivi d'une réussite prompte et complète.

Depuis le mois de mai jusqu'à la fin de l'année 1849, Deniger n'a pas eu de fièvre; jamais, depuis la première invasion, il n'avait éprouvé un si long bien-être.

Mais le 29 Décembre, la fièvre reparaît sous le type quarte et le malade rentre dans mon service. Il est soumis d'abord à la quinine et au vin de quinquina; après quatre accès, le 10 janvier 1850 seulement, l'apyrexie se prononce.

Le 15 janvier, nouvel accès, malgré la continuation du sulfate de quinine à dose décroissante, et du vin de quinquina à 2 verres par jour. Alors le malade, se rappelant les bons effets qu'il avait retirés du chloroforme au mois d'avril 1849, me prie de lui administrer de nouveau ce médicament. Il était rationnel de condescendre à ce désir, et le chloroforme fut prescrit à la dose de, gramme : 1,20, tous les trois jours avant l'accès.

La fièvre fut immédiatement suspendue jusqu'au 30 janvier, jour où parut un léger accès; le médicament fut alors porté à 2 grammes, puis à 2,50, et continué jusqu'au 12 février en abaissant graduellement la dose jusqu'à 1,50.

Enfin, Deniger est sorti de l'hôpital le 14 février, et depuis le 30 janvier jusqu'à la fin de l'année aucune rechûte n'a eu lieu.

Il serait fastidieux de multiplier les observations; les cinq qui précèdent doivent suffire pour démontrer que le chloroforme a une action positive sur les manifestations périodiques des fièvres paludéennes, non seulement lorsque ces fièvres sont récentes et bénignes, mais même quand elles sont anciennes et rebelles. Il mérite donc d'être expérimenté à titre d'antipériodique.

Je n'ai pas encore eu l'occasion de l'employer dans les névralgies intermittentes; mais il me paraît y être bien indiqué sinon sans l'aide du quinquina et de l'arsenic, du moins comme adjuvant, ses propriétés antispasmodiques pouvant utilement s'exercer en même temps que son action antipériodique. Dans ce cas, je compterais plus encore sur son administration interne que sur son emploi à l'extérieur sur les parties endolories.

Dans mes expériences cliniques, le chloroforme n'a presque jamais déterminé d'autre effet que la cessation de la fièvre. Les potions chloroformées ont une forte saveur à la fois menthée et éthérée qui ne répugne pas à la généralité des malades; quelques-uns d'entr'eux ont accusé une sensation passagère de chaleur depuis le pharynx jusqu'à l'estomac, au moment de l'ingestion, mais sans que cette sensation eût rien de pénible ou de douloureux; quelquefois encore une sorte d'ébriété très légère et fugitive s'est manifestée, très rarement suivie de céphalalgie peu intense; mais, je le repète, dans la majorité des circonstances, il n'y avait d'appréciable que les effets thérapeutiques.

Je ne me suis pas aperçu que le chloroforme diminuât le volume de la rate engorgée, du moins immédiatement. Plus disposé, d'ailleurs, à considérer cet engorgement comme le résultat que comme la cause des fièvres, je crois que sous l'influence du chloroforme aussi bien que de la quinine, la rate reprendra son volume normal, non parce que les molécules médicamenteuses auront agi directement sur elle, mais parce que l'état fébrile intermittent aura disparu. Il est loin de ma pensée d'exprimer que cet état soit une entité morbide; je veux dire seulement que je le crois fondé primitivement sur des lésions, soit organiques, soit humorales, autres que celle de la rate, et que les lésions de ce dernier organe, malgré leur importance, ne sont que secondaires. Mon opinion, enfin, conforme à celle d'un grand nombre de praticiens, c'est que les causes matérielles des fièvres intermittentes se trouvent dans des lésions du sang ou de l'appareil nerveux, des deux à la fois peut-être, et que les médicaments qui les guérissent agissent principalement sur les nerfs par l'intermédiaire du sang. Mais j'insisterai d'autant moins sur ces vues théoriques auxquelles je n'attache qu'une importance très sommaire, dans la circonstance actuelle, que je ne veux appeler ni l'attention, ni la discussion sur aucun autre point que les propriétés fébrifuges, expérimentalement constatées, du chloroforme.

Je n'ai pas dépassé encore la dose de 2 grammes 50 à l'intérieur; cette dose chez Deniger, n'ayant pas déterminé le moindre accident, on est autorisé à la dépasser encore, et à expérimenter la tolérance de l'organisme relativement au chloroforme, en apportant dans cette expérimentation la prudence et la moralité que commande l'emploi de cet agent énergique. Il est possible, d'ailleurs, qu'en prescrivant des doses plus élevées que celles que j'ai administrées, on arrive à produire des effets fébrifuges plus prononcés, et, partant, à des résultats plus concluants. Peut-être aussi, sous l'influence de l'état morbide qui constitue les affections intermittentes, la tolérance de l'économie à l'égard du chloroforme serait-elle plus grande que dans l'état de santé ou même que dans toute autre maladie; si le fait était démontré, si seulement la supposition est admise, il faudrait n'essayer qu'avec réserve ce médicament, en dehors de cet état morbide. Je crois déjà avoir observé que les malades atteints de phthisie, de catarrhe pulmonaire, d'asthme symptômatique, auxquels j'ai fait prendre des juleps additionnés de chloroforme, n'en ont généralement éprouvé des effets calmants et antispasmodiques que sous l'influence de doses très minimes, 20 ou 30 centigrammes, et qu'au lieu de ces effets plusieurs ont éprouvé un malaise qui m'a forcé à renoncer à cet agent thérapeutique; jamais chez ces malades il n'a été avantageux de dépasser la dose de 60 centigrammes. Les faits de ce genre ne sont rien moins que rares en thérapeutique ; non-seulement la tolérance des médicaments est plus grande dans l'état pathologique, en général, que dans l'état normal, mais celle de certains médicaments est plus grande dans tel état pathologique que dans tel autre. Ainsi, par exemple : les antimoniaux ne sont nulle part mieux tolérés que dans la pneumonie, et dans d'autres affections où ils le sont moins, l'état inflammatoire est pourtant monté à son summum d'intensité; dans les fièvres intermittentes il y a pour la quinine une tolérance excessive; quand elles se compliquent de l'élément pernicieux, les doses de 4, 5 et 6 grammes ne produisent souvent que des guérisons merveilleuses sans aucun trouble du côté du système nerveux : tandis que dans d'autres affections où l'on a osé l'administrer aussi à haute dose, dans le rhumatisme, par exemple, on a vu bien plus souvent les troubles nerveux se manifester, et quelquefois avec une gravité assez grande pour compromettre la vie des malades, sans que leur état fût amélioré par cette téméraire médication.

L'innocuité parfaite du chloroforme ingéré dans l'estomac, aux doses précitées, doses qui paraissent pouvoir être dépassées, fait naître une remarque importante ; sans nul doute, les mêmes quantités de ce médicament qui ont été absorbées par les veines stomacales chez tous nos fébricitants, auraient chez plusieurs d'entr'eux, déterminé des accidents graves si elles avaient été transportées par inhalation dans les voies aériennes. Pourquoi, suivant le mode d'administration, pour le chloroforme comme pour l'éther, voit-on se produire des effets physiologiques si différents, effets presque nuls dans un cas, et si fortement exprimés dans l'autre?

Il me reste à dire de quelle manière j'administre le chloroforme.

Je l'ai prescrit d'abord *par gouttes* dans une potion gommeuse ou dans un looch ; comme il n'est que peu soluble dans l'eau pure, et qu'en raison de sa densité il se dépose au fond de ce liquide, en ajoutant au véhicule du mucilage, et en recommandant au malade d'agiter fortement la potion avant de la boire, j'assurais autant que je le croyais possible, la division et la suspension du chloroforme à défaut de sa complète dissolution. Il y avait dans ce *modus faciendi* quelque chose de défectueux qui ne m'échappait point, car le chloroforme ayant une action topique très irritante, il était à craindre que restant en partie indissous, il n'irritât quelques points de la surface de l'estomac. Ayant remarqué ultérieurement que l'addition d'une forte proportion de sirop de sucre aux potions, favorisait notablement la dissolution du chloroforme, j'eus l'idée de l'incorporer préalablement au sirop, et j'ai eu tout lieu de m'en applaudir en voyant que ce sirop se mélangeait très bien et en toutes proportions à l'eau, et qu'il offrait ainsi un excellent moyen d'administrer le chloroforme à l'état de dissolution aqueuse, ou au moins dans un état de division extrême.

Il était, en outre, fort irrationnel de doser ce médicament par gouttes, en évaluant, comme on le fait d'habitude la goutte à cinq centigrammes; car la goutte de chloroforme ne pèse que 25 milligrammes environ et deux gouttes pèsent assez exactement 5 centigrammes: cela paraît extraordinaire au premier abord, ce liquide étant plus dense et plus lourd que l'eau: mais comme l'a fait remarquer M. Dorvault, ce faible poids tient à la petitesse de la goutte de chloroforme, et il tend à diminuer encore par suite de l'évaporation qui se produit pendant ce mode de dosation. Pour un agent aussi énergique il fallait doser rigoureusement et au poids.

J'ai fait, en conséquence, préparer un *sirop de chloroforme*, en donnant d'abord pour proportions: 5 centigrammes de chloroforme pour 2 grammes de sirop, mais après m'être enhardi dans l'administration interne de l'élément actif de ce sirop, j'ai changé la formule en doublant la dose de chloroforme de façon que chaque gramme en contînt 5 centigrammes. Après avoir fait le mélange, il faut l'agiter fortement dans une fiole bouchée à l'émeri, afin de favoriser la dissolution ; sans cette précaution il arrive que le chloroforme reste en partie suspendu et non dissous sous forme de petits globules perlés au milieu du sirop.

Ce sirop, avec la précaution de le renfermer dans un flacon exactement bouché, paraît susceptible d'une bonne conservation. Il présente, surtout quand on le regarde par transmission, un aspect chatoyant et une sorte d'éclat métallique. Exposé à l'air dans un flacon à tubulure étroite, il laisse dégager assez lentement le chloroforme, et pourrait être employé pour produire des effets anesthésiques légers, sous l'effort de l'inspiration, à titre, par exemple, de calmant, d'antispasmodique, dans les états nerveux auxquels on oppose vulgairement les inspirations éthérées.

(Je me suis rencontré avec M. Dorvault, dans la préparation du sirop de chloroforme qu'il avait indiqué dès l'année 1848 ; ce n'est qu'ultérieurement que j'ai eu connaissance de sa formule ; je laisse donc à ce pharmacien distingué le mérite de la priorité.)

En définitive, c'est à ce sirop que j'ai recours exclusivement aujourd'hui, comme plus facile à doser que le chloroforme pur, pour l'usage interne.

Dans les fièvres intermittentes, j'administre les potions chloroformées comme je ferais des préparations de quinine ; elles sont prescrites quelques heures avant l'accès, à prendre en 3 ou 4 fois, à quart d'heure ou demi-heure d'intervalle ; il est bon que la dernière prise soit consommée trois ou quatre heures au plus avant le début présumé de l'accès ; lorsqu'un trop long intervalle s'est écoulé entre la potion et l'accès, l'effet anti-fébrile a moins de chance d'être obtenu, ce que j'explique par l'action plus fugitive, la portée plus courte du chloroforme comparativement à la quinine. Il m'arrive souvent dans les fièvres tierces et quartes opiniâtres de donner le médicament tous les jours, en forçant la dose le jour de l'accès; je le continue pendant quelques jours après le dernier accès observé, à doses décroissantes, et enfin le 7e et le 14e jour de l'apyrexie, je reprends l'usage d'une ou deux potions chloroformées, tant pour parfaire la guérison que pour prendre quelques garanties contre les récidives.

# FORMULES.

## Sirop de Chloroforme. (Delioux.)

Chloroforme .................. 5 grammes.
Sirop simple.................. 100 id.

Agitez fortement le mélange et conservez dans un flacon à l'émeri.

## Potions antispasmodiques.

N° 1.

Sirop de chloroforme ....... 4 à 12 grammes.
Looch blanc du codex....... 1 n°.

N° 2.

Sirop de chloroforme........ 4 à 12 grammes.
Sirop de fleurs d'oranger..... 30 id.
Infusion de tilleul gommée... 120 id.

Ces potions ont été administrées avec avantage, comme béchiques, calmantes, antispasmodiques, à des malades atteints de catarrhe pulmonaire, d'asthme, de phthisie; elles conviendraient également dans le traitement de plusieurs états nerveux qui réclament la médication antispasmodique, mais dans ce cas la dose de chloroforme pourrait être augmentée.

**Potion antipériodique.**

Sirop de chloroforme....... 20 à 60 grammes.
Eau gommée.............. 120 id.

à prendre en 3, 4 ou 5 fois, dans l'intervalle des accès et quelques heures avant leur apparition, dans le cours des maladies périodiques.

**Pommade chloroformée.**

Chloroforme................ 4 à 8 grammes.
Axonge.................... 30 id.

en onctions ou frictions, 2 ou 3 fois par jour, sur les parties affectées de douleurs névralgiques ou rhumatismales.

Ce mode de traitement est fréquemment suivi d'améliorations ou même de guérisons promptes et durables.

**Huiles chloroformées.**

On peut aussi mélanger en diverses proportions, — celles par exemple, indiquées ci-dessus pour la pommade, — le chloroforme avec l'huile simple, l'huile camphrée, le baume tranquille.

Ces huiles chloroformées produisent des effets avantageux et analogues à ceux de la pommade de même nom, dans le traitement des rhumatismes et des névralgies.

Il est bon de prévenir que les topiques chloroformés déterminent souvent l'irritation de la peau, surtout si on les applique par friction. Des embrocations émollientes ou des cataplasmes suffisent à enlever cette irritation qui, du reste, loin d'aggraver le mal, peut renforcer l'action anesthésique en opérant une révulsion.

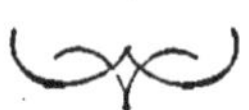

www.ingramcontent.com/pod-product-compliance
Ingram Content Group UK Ltd.
Pitfield, Milton Keynes, MK11 3LW, UK
UKHW020552230726
13925UKWH00006B/2553

9 782019 244613